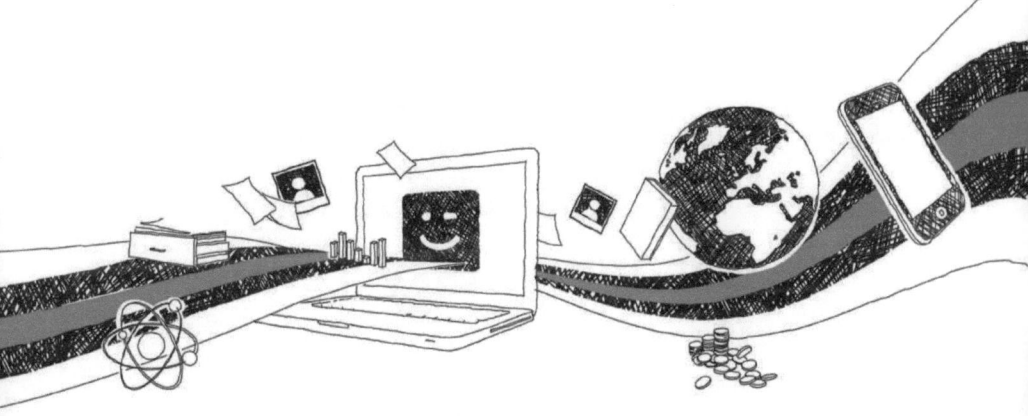
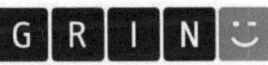

E-Health in Dänemark. Entwicklungen und Auswirkungen der Digitalisierung auf das dänische Gesundheitssystem

Nadine Heringhaus

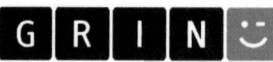

Bibliografische Information der Deutschen Nationalbibliothek:

Die Deutsche Nationalbibliothek verzeichnet diese Publikation in der Deutschen Nationalbibliografie; detaillierte bibliografische Daten sind im Internet über http://dnb.d-nb.de abrufbar.

ISBN: 9783389080566
Dieses Buch ist auch als E-Book erhältlich.

Druck und Bindung: Books on Demand GmbH, Norderstedt Germany
Gedruckt auf säurefreiem Papier aus verantwortungsvollen Quellen

Das vorliegende Werk wurde sorgfältig erarbeitet. Dennoch übernehmen Autoren und Verlag für die Richtigkeit von Angaben, Hinweisen, Links und Ratschlägen sowie eventuelle Druckfehler keine Haftung.

Das Buch bei GRIN: https://www.grin.com/document/1513102

Inhaltsverzeichnis

Formaler Hinweis

Aus Gründen der besseren Lesbarkeit wird auf die genaue Bezeichnung der Geschlechter verzichtet. Im Folgenden sind unter allen personenbezogenen Nennungen sowohl weibliche als auch männliche und diverse Personen eingeschlossen.

Um eine einheitliche Terminologie zu verwenden und den Lesefluss zu erleichtern, werden im Kontext der Gesundheitsversorgung die Begriffe „Gesundheitsfachkräfte" und „Patienten" verwendet. „Gesundheitsfachkräfte" bezieht sich auf alle professionell tätigen Personen im ambulanten und stationären Gesundheitssektor. Der Begriff „Patienten" umfasst sowohl Personen mit gesundheitlichen Beeinträchtigungen als auch pflegebedürftige Menschen.

1 Einleitung

Das Ziel der vorliegenden Hausarbeit ist es, die aktuellen Entwicklungen und Auswirkungen der Digitalisierung auf das dänische Gesundheitssystem zu analysieren und darzustellen. Das Thema ist von großer Relevanz, da in den Medien verstärkt die Bedeutung digitaler Gesundheitsanwendungen hervorgehoben wird. Die zunehmende Prävalenz alternder Bevölkerungsgruppen mit chronischen Erkrankungen und Multimorbidität erhöht die Nachfrage nach Gesundheitsleistungen und erfordert eine Anpassung der Versorgungsinfrastruktur. Angesichts des Fachkräftemangels im Gesundheitswesen gewinnt der Einsatz moderner Medizin- und Gesundheitstechnologien zunehmend an Bedeutung, um die kontinuierliche Versorgung sicherzustellen und das Gesundheitsfachpersonal zu entlasten. In diesem Zusammenhang spielt E-Health (Electronic Health) eine zentrale Rolle. Moderne Informations- und Kommunikationstechnologien (IKT) im Gesundheitswesen umfassen eine Vielzahl von Anwendungen wie Telemedizin, elektronische Patientenakten (ePA), digitale Plattformen zur Fernüberwachung und mobile Gesundheitsanwendungen (m-Health). Diese Technologien zielen darauf ab, die Effizienz und Qualität der Gesundheitsversorgung zu verbessern, indem sie die elektronische Erfassung, Analyse und Verarbeitung sowie den Austausch von Untersuchungsergebnissen und Patientendaten ermöglichen (BMZ, 2024, S. 28f.). Besonders Dänemark hat sich als Vorreiter in der Implementierung und Weiterentwicklung digitaler Gesundheitsinnovationen etabliert (WHO, 2023, o. S.). Der skandinavische Staat zeichnet sich durch eine hohe Akzeptanz gegenüber neuen Technologien und einem ausgeprägten Fokus auf die Verbesserung der Gesundheitsversorgung aus (Berger et al., 2020, S. 40). Die COVID-19-Pandemie hat die Einführung von Telemedizin und digitalen Anwendungen im Gesundheitswesen weiter beschleunigt. Die wachsende Verfügbarkeit und Nutzung von Endgeräten und elektronischen Medien trägt dazu bei, dass gesundheitsbezogene Informationen zunehmend digital bereitgestellt werden (Danske Regioner, 2022, o. S.). Das Anliegen der vorliegenden Hausarbeit ist die Beantwortung der folgenden Forschungsfragen im Hinblick auf die Digitalisierung des dänischen Gesundheitssystems:

- Welche Entwicklungen prägen die Digitalisierung im Bereich E-Health in Dänemark?
- Welche Auswirkungen haben digitale Gesundheitsinnovationen auf das dänische Gesundheitssystem?

Im einleitenden Methodenteil der Arbeit wird die Vorgehensweise der systematischen Literaturrecherche und -analyse in verschiedenen Datenbanken sowie die Auswahl der relevanten Suchbegriffe beschrieben. Daran anschließend wird der theoretische Hintergrund der Arbeit erläutert. Dabei werden die demografische Entwicklung und die Anforderungen an die Gesundheitsversorgung in Dänemark erläutert sowie ein Überblick über das dänische Gesundheitswesen gegeben. Im vierten Kapitel erfolgt eine detaillierte Betrachtung des Begriffs „E-Health", einschließlich der Anwendungsbereiche und grundlegenden Ziele von E-Health. Das fünfte Kapitel beleuchtet die Entwicklungen und den aktuellen Stand der digitalen Gesundheitsinitiativen in Dänemark. Darüber hinaus bietet das Kapitel eine Übersicht über die Datenschutz- und die Sicherheitsaspekte im Bereich E-Health. Im sechsten Kapitel erfolgt eine Darstellung der Auswirkungen von E-Health auf das dänische Gesundheitssystem. Folgend werden im siebten Kapitel die Ergebnisse diskursiv gegenübergestellt. Das abschließende Fazit rundet die Hausarbeit ab und gibt einen Ausblick über zukünftig mögliche Forschungsprojekte im Bereich der Digitalisierung im Gesundheitswesen.

2 Methode

Die vorliegende Literaturübersicht hat das Ziel, die Entwicklung und den aktuellen Stand der Digitalisierung im Gesundheitswesen sowie die Auswirkungen auf das Gesundheitssystem in Dänemark zu beleuchten. Die systematische Literaturrecherche dieser Arbeit wurde im Zeitraum Mai 2024 bis einschließlich Juli 2024 durchgeführt. Um eine umfassende und qualitativ hochwertige Datenbasis zu gewährleisten, wurden für die Recherche die Datenbanken Bibliomed Pflege, Medpilot, Pubmed, Statista, Livivo, Wiso sowie Google, Google Books und Google Scholar genutzt. Ebenso wurde die Bibliothek der Fern-Universität Hagen für die Recherche herangezogen. Die Suchstrategien umfassten die Verwendung spezifischer Schlagwörter und Suchformeln in deutscher, englischer und dänischer Sprache, die in der folgenden Tabelle aufgezeigt werden.

Tabelle 1: Übersicht der verwendeten Suchbegriffe (eigene Darstellung)

Sprache	Suchbegriffe
Deutsch	„Digitalisierung Gesundheitswesen Dänemark", „digitale ODER elektronische Gesundheit", „Gesundheitssystem in Dänemark", „elektronische Gesundheitsakte", „digitales Gesundheitsportal", „Digitalisierungsstrategie", „Telemedizin", „mobile Gesundheitsanwendungen"
Englisch	„e-Health AND Denmark", „digital Health AND Denmark", „Healthcare AND Denmark", „Health system Denmark", „electronic health", „electronic health record", „telemedicine", „digital health strategy", "mobile health"
Dänisch	„Digitalisering sundhedsvæsen Danmark", „Digital sundhed", „Sundhedssystem i Danmark", „elektronisk sundhed", „elektronisk sundhedsjournal", „elektronisk patientjournal", „elektronisk sundhedsportal", „Digitaliseringsstrategi", „telemedicin", „telemedicinsk behandling"

Zur Sicherstellung der Qualität und Relevanz der Literaturübersicht wurden klare Ein- und Ausschlusskriterien festgelegt. Es wurden ausschließlich Publikationen berücksichtigt, die sich direkt auf die Digitalisierung im Gesundheitswesen Dänemarks oder vergleichbare Gesundheitssysteme beziehen. Publikationen ohne spezifischen Bezug zur Digitalisierung im dänischen Gesundheitswesen oder zu digitalen Gesundheitslösungen wurden ausgeschlossen. Ebenso ausgeschlossen wurden Artikel vor 2011, es sei denn, sie sind von historischer Bedeutung. Die Durchführung der Literaturrecherche folgte einem strukturierten Ansatz. Zunächst wurden die festgelegten Suchbegriffe in den verschiedenen Datenbanken eingegeben. Die ausgewählten Artikel wurden daraufhin gelesen und hinsichtlich ihrer Eignung für die Literaturübersicht bewertet. Die identifizierten Quellen bieten wertvolle Einblicke in die Entwicklungen und Auswirkungen im Bereich der digitalen Gesundheit, die im weiteren Verlauf der Arbeit analysiert und diskutiert werden.

3 Theoretischer Hintergrund: Eine Einführung in Dänemark

Für ein grundlegendes Verständnis wird in diesem Kapitel der theoretische Hintergrund der Arbeit beleuchtet. Dabei wird zunächst die demografische Entwicklung und die Anforderungen an die Gesundheitsversorgung in Dänemark beschrieben. Anschließend erfolgt ein umfassender Überblick über das dänische Gesundheitssystem, einschließlich seiner Strukturen, Finanzierung und Leistungserbringung.

3.1 Demografische Entwicklung und Anforderungen an die Gesundheitsversorgung

Der skandinavische Staat Dänemark mit der Hauptstadt Kopenhagen liegt in Nordeuropa. Dänemark verzeichnet eine Bevölkerungszahl von etwa 5,9 Millionen Menschen (UN DESA, 2022b, o. S.). Die demografische Entwicklung in Dänemark ist durch eine zunehmende Alterung der Bevölkerung geprägt, wobei der Anteil der Senioren über 65 Jahre deutlich wächst (UN DESA, 2022a, o. S.). Diese Entwicklung hat bedeutende Auswirkungen auf das Gesundheitswesen. Die steigende Prävalenz alternder Bevölkerungsgruppen mit chronischen Krankheiten und Multimorbidität erhöht die Nachfrage nach Gesundheitsleistungen und stellt neue Anforderungen an die Versorgungsinfrastruktur. Diese Veränderungen deuten darauf hin, dass die Kosten für die Gesundheits- und Langzeitpflege in den kommenden Jahren voraussichtlich weiter steigen werden. In den letzten zehn Jahren wurden Fortschritte erzielt, um die Effizienz im Krankenhaussektor zu steigern und Dienstleistungen verstärkt von Krankenhäusern in die Primär- und Gemeinschaftspflege zu verlagern. Eine der Hauptaufgaben ist es, eine verbesserte Zugänglichkeit zur Primärversorgung sicherzustellen und die Koordination der Behandlung bei chronischen Erkrankungen zu verbessern (OECD, 2019, S. 3). Demnach ist ein strukturierter Datenaustausch unerlässlich, um eine kosteneffiziente und hochwertige medizinische Betreuung für alle Patienten zu gewährleisten. Angesichts der zunehmenden Herausforderungen durch Personalmangel und die wachsende Anzahl älterer Menschen mit chronischen Krankheiten und Multimorbidität wird der Bedarf an digitalen Lösungen und der effektiven Nutzung von Gesundheitsdaten deutlich steigen (Løhde & Bjerre, 2024, S. 7). In diesem Kontext spielt E-Health eine zentrale Rolle als technologischer Lösungsansatz zur Verbesserung der Gesundheitsversorgung. Durch moderne Informations- und Kommunikationstechnik (IKT) wie Telemedizin, elektronische Patientenakten (ePA), digitale Plattformen zur Fernüberwachung und mobilen Gesundheitsanwendungen (m-Health) soll die Effizienz gesteigert und die Zugänglichkeit der Versorgung verbessert werden (BMZ, 2024, o. S.).

3.2 Das dänische Gesundheitssystem

Das dänische Gesundheitssystem gilt als eines der am besten organisierten und effizientesten in Europa. Ein grundlegendes Prinzip des dänischen Gesundheitssystems ist die Universalität, die jedem Einwohner das Recht auf kostenlose Grundversorgung gewährt. Dazu zählen Arztbesuche, Krankenhausaufenthalte, Medikamente und präventive Maßnahmen. Der Zugang zu öffentlichen Krankenhäusern sowie zu allgemein- und fachärztlichen Leistungen wird durch allgemeine Steuern finanziert, sodass alle Bürger, unabhängig von sozialem Status oder Einkommen, medizinische Versorgung erhalten (Ministry of Health, 2017, S. 1). Etwa 84 % der Gesundheitsausgaben werden durch öffentliche Mittel finanziert. Die restlichen 16 % werden hauptsächlich durch Zuzahlungen der Patienten gedeckt (Ministry of Health, 2017, S. 5). Zahnärztliche Leistungen, außerklinische Medikamente und einige Therapien werden oft über Zuzahlungs- oder Privatmodelle abgerechnet. Das Gesundheitssystem besteht aus der primären Gesundheitsversorgung und dem Krankenhaussektor. Die primäre Versorgung umfasst Allgemeinärzte, Fachärzte, Zahnärzte, Physiotherapeuten, Pflegeeinrichtungen und Programme zur Gesundheitsvorsorge. Der Krankenhaussektor bildet den sekundären Versorgungszweig und behandelt Erkrankungen, die spezielle Behandlungen und Intensivpflege erfordern (Jensen & Thorseng, 2017, S. 210f.).

Dänemark hat ein öffentliches Gesundheitssystem, das auf staatlicher, regionaler und kommunaler Ebene organisiert ist. Im Jahr 2007 wurden die Zuständigkeiten für die Gesundheitsversorgung in Dänemark neu strukturiert, indem 15 Landkreise zu fünf größeren Regionen (Nordjütland, Mitteljütland, Süddänemark, Seeland, Hauptstadtregion Kopenhagen) zusammengeführt wurden. Gleichzeitig wurde die Anzahl der Kommunen von 275 auf 98 reduziert (Ministry of Health, 2017, S. 4f.). Zur besseren Veranschaulichung liegt in Anlage 1 eine Abbildung zur Organisation des öffentlichen Sektors in Dänemark bei.

Der Staat spielt eine zentrale Rolle im Gesundheitssystem und übernimmt die übergeordneten regulatorischen Aufsichtsaufgaben im Bereich der Gesundheits- und Altenpflege. Das Gesundheitsministerium setzt nationale Gesundheitsrichtlinien um, während die Regionen hauptsächlich für die Krankenhäuser, die Allgemeinmediziner als auch für die psychiatrische Versorgung zuständig sind und durch staatliche und kommunale Beiträge finanziert werden. Die Kommunen übernehmen Aufgaben wie lokale Gesundheitsversorgung, häusliche Pflege, Prävention und Rehabilitation (Ministry of Health et al., 2018, S. 87). Insgesamt zeigt sich, dass das dänische Gesundheitssystem durch einen starken Fokus auf Prävention, effiziente Ressourcennutzung und Digitalisierung charakterisiert ist. Um im Verlauf der Arbeit die digitalen Gesundheitsanwendungen im dänischen Gesundheitssystem darzustellen, beschäftigt sich das nächste Kapitel zunächst umfassend mit dem Begriff „E-Health".

4 E-Health: Technologien, Anwendungen und Ziele

In diesem Kapitel wird der Begriff „E-Health" definiert und aus unterschiedlichen Perspektiven betrachtet, indem verschiedene Anwendungsbereiche beschrieben und grundlegende Ziele von E-Health aufgezeigt werden.

Im englischsprachigen Raum steht der Begriff E-Health für "Electronic Health", was übersetzt "auf elektronischer Datenverarbeitung basierte Gesundheit" bedeutet (Jorzig & Sarangi, 2020, S. 96). E-Health bildet das Bindeglied zwischen der Gesundheitswissenschaft und der Informationstechnologie und hat in den letzten Jahrzehnten zunehmend an Bedeutung gewonnen. Synonym wird häufig der Begriff „digital Health", im Deutschen „digitale Gesundheit" verwendet.

In der Gesundheitsbranche wird „E-Health" als Sammelbegriff für digitale Technologien und Anwendungen verwendet, die auf verschiedenen Ebenen des Gesundheitswesens zum Einsatz kommen. Die Weltgesundheitsorganisation (WHO) beschreibt E-Health als den Einsatz von Informations- und Kommunikationstechnologien (IKT) im Gesundheitswesen. Dazu gehört die Behandlung von Patienten, die Überwachung von Krankheiten und die Beobachtung der öffentlichen Gesundheit sowie die Durchführung von Forschung (WHO, 2024, o. S.). Zudem umfasst digitale Gesundheit die Verbesserung von Prävention, Diagnose, Behandlung, Überwachung und Gesundheitsmanagement. E-Health beinhaltet auch die Kommunikation medizinischer Daten, etwa durch elektronische Gesundheitsakten, die Nutzung elektronischer Rezepte und Medikationspläne als auch telemedizinische Anwendungen. Darüber hinaus kann der Einsatz von Gesundheitsapps zur Behandlung von Krankheiten, zur Unterstützung bei Behinderungen oder zur Prävention eingesetzt werden (BMG, 2023, o. S.).

Die folgende Abbildung visualisiert die Anwendungsbereiche von E-Health, die im Anschluss näher beschrieben werden.

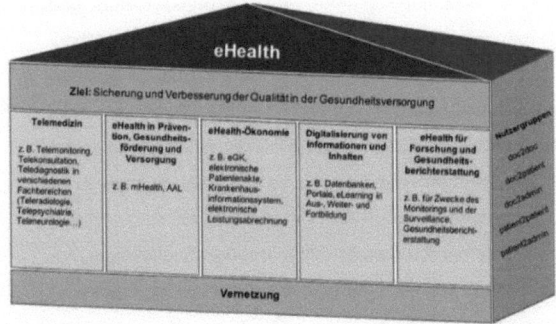

Abbildung 1: Anwendungsbereiche von E-Health (Fischer et al., 2016, S. 9)

Telemedizin bezeichnet medizinische Versorgungskonzepte und Dienstleistungen, die mittels moderner Informations- und Kommunikationstechnologien direkten Patientenkontakt ermöglichen und den Ansatz verfolgen, medizinische Leistungen in den Bereichen Diagnostik, Therapie und Rehabilitation sowie bei der ärztlichen Entscheidungsberatung über räumliche Distanzen oder zeitliche Versätze hinweg anzubieten (BÄK, 2019, S. 2). Die Telematikinfrastruktur stellt die sichere Vernetzung von Ärzten, Zahnärzten, Psychotherapeuten, Krankenhäusern, Apotheken, Krankenkassen und weiteren Akteuren innerhalb eines geschlossenen Informationstechnologie-Netzwerks (IT-Netzwerks) sicher und fungiert als zentrale Grundlage für die Digitalisierung des Gesundheitswesens. Auf dieser Infrastruktur basieren wesentliche Anwendungen wie die elektronische Patientenakte (ePA), der elektronische Arztbrief (E-Arztbrief) und das elektronische Rezept (E-Rezept) (Bratan et al., 2022, S. 3). In der Telemedizin gibt es verschiedene spezialisierte Angebote. Telemonitoring ermöglicht beispielsweise die Fernüberwachung von Gesundheitsparametern wie Blutdruck und Herzrhythmus durch spezielle Messgeräte, die die Daten direkt an den Arzt senden. Telediagnostik erlaubt es Ärzten, Krankheiten aus der Ferne zu diagnostizieren, indem Patienten beispielsweise Bilder von Hautveränderungen zur Begutachtung einsenden. Teletherapie bietet die Möglichkeit, Patienten aus der Ferne zu behandeln, etwa durch die Anleitung von Übungen per Video. Beim Telekonsil können Ärzte verschiedener Fachrichtungen über den Zustand eines Patienten diskutieren und gemeinsam Behandlungsoptionen erarbeiten (Collin, 2020, o. S.). E-Health umfasst neben medizinischen Anwendungen auch Präventions- und Gesundheitsförderungsmaßnahmen, wie beispielsweise Mobile Health (M-Health) und Ambient Assisted Living (AAL), die auf eine selbstständige Lebensführung zu Hause abzielen.

Im Bereich der E-Health-Ökonomie liegt der Fokus auf der Effizienzsteigerung administrativer Prozesse durch Informations- und Kommunikationstechnologien, wie elektronische Patientenakten, Gesundheitskarten, Abrechnungssysteme und Plattformen für Leistungserbringer, die Transparenz und Kostenkontrolle verbessern. Die Digitalisierung von Informationen ist zentral für die onlinebasierte Gesundheitskommunikation. Leistungserbringer, Patienten und Bürger nutzen dabei Datenbanken und Portale im Internet. Zudem findet E-Health Anwendung in der Aus- und Weiterbildung im Gesundheitswesen. Durch die umfassende Analyse digitalisierter Daten leistet E-Health einen wichtigen Beitrag zur Forschung und Gesundheitsberichterstattung. Die Integration dieser Daten ermöglicht effektives Monitoring und Überwachung, was für die Berichterstattung essentiell ist (Fischer et al., 2016, S. 8f.).

Im Kontext von E-Health spielen verschiedene Kommunikationsstrukturen eine zentrale Rolle, um die Koordination und Kommunikation zwischen verschiedenen Akteuren im Gesundheitswesen zu erleichtern. Doc2doc ermöglicht die direkte Zusammenarbeit zwischen Ärzten und Leistungserbringern zur Koordination von Behandlungen. Doc2patient erleichtert die Fernbetreuung und Telemedizin für direkte Patienteninteraktionen. Doc2admin optimiert administrative Prozesse durch elektronische Kommunikation zwischen Leistungserbringern und Finanzierungsstellen. Patient2patient fördert den Austausch von Erfahrungen zwischen Patienten, während patient2admin die Übermittlung gesundheitsbezogener Daten an Dienstleister unterstützt. Diese Strukturen tragen zur effektiveren und zugänglicheren Gesundheitsversorgung bei, indem sie die Nutzung von E-Health-Technologien zur Verbesserung der Patientenbetreuung und der Verwaltungsabläufe fördern (Fischer et al., 2016, S. 10).

Grundsätzlich basiert E-Health auf dem Bestreben, die Effizienz, Zugänglichkeit und Qualität der Gesundheitsdienstleistungen durch umfassende Digitalisierung von Patientendaten zu verbessern (OECD, 2019, S. 21). Nachdem in diesem Kapitel umfassend in E-Health eingeführt wurde, folgt im nächsten Kapitel eine detaillierte Analyse der Gesundheitsinitiativen in Dänemark.

5 Digitale Gesundheitsinitiativen in Dänemark

Das folgende Kapitel beschreibt zunächst die Entwicklung der Digitalisierungsstrategien in Dänemark, wobei die E-Health-Strategie 2018 bis 2022 (2024) fokussiert wird. Im Anschluss werden die Fortschritte und der aktuelle Stand der digitalen Gesundheitsanwendungen in Dänemark dargestellt. Abschließend werden die Datenschutz- und Sicherheitsaspekte im Kontext von E-Health näher betrachtet.

5.1 E-Health-Strategie 2018 bis 2022 (2024)

Dänemark hat frühzeitig in die Digitalisierung des Gesundheitswesens investiert und bereits 1999 die erste nationale E-Health-Strategie eingeführt, die vom Gesundheitsministerium über das nationale E-Health Board im Gesundheitsministerium koordiniert und zwischen den Regionen sowie anderen Gesundheitsakteuren abgestimmt wird (Mirza, 2022, S. 14). Strategien und Aktionspläne zur Digitalisierung des Gesundheitswesens werden auf kommunaler, regionaler und nationaler Ebene entwickelt. Die nationalen E-Health-Strategien des Gesundheitsministeriums setzen etwa alle vier Jahre die übergeordneten Ziele und Richtungen fest, an denen sich die regionalen Strategien mit konkreten Umsetzungsplänen orientieren (Thiel et al., 2022, S. 15). Jede Initiative der Digital-Health-Strategie erhält ein spezifisches Budget, das von Staat, Regionen und Kommunen priorisiert und finanziert wird. Ein Teil des Budgets fließt in die Einführung neuer digitaler Gesundheitsanwendungen in Krankenhäusern und Arztpraxen (Thiel et al., 2018, S. 89).

Den aktuellen Rahmen bildet die Strategie für digitale Gesundheit 2018-2022 mit dem Titel „A coherent and trustworthy health network for all" (Ministry of Health et al., 2018, S. 1). Die Strategie zielt darauf ab, ein sicheres und nahtloses Gesundheitsnetzwerk für alle Bürger zu schaffen. Sie legt den Rahmen für digitale Kooperationen im Gesundheitswesen fest und strebt eine digitale Gestaltung des Systems an, während persönliche Betreuung erhalten bleibt. Angesichts der fortschreitenden Bemühungen um die digitale Transformation wurde die Strategie für digitale Gesundheit bis 2024 verlängert, um die Integration digitaler Technologien zu fördern, die Patientenversorgung zu verbessern und Innovationen voranzutreiben (Sundhedsdatastyrelsen, 2022, o. S.). Da elektronische Rezepte bereits vollständig implementiert sind, konzentrieren sich die strategischen Pläne und Initiativen auf die elektronischen Patientenakten (ePA) und die Telemedizin. Mobile Health (M-Health) ist nicht separat strategisch behandelt, sondern wird als Instrument zur Stärkung der Patientenbefähigung in bestehende Strategien integriert (Thiel et al., 2018, S. 88). Der Fokus der digitalen Gesundheitsstrategie liegt auf fünf Handlungsfeldern, die in der folgenden Abbildung visualisiert und im Anschluss näher beschrieben werden.

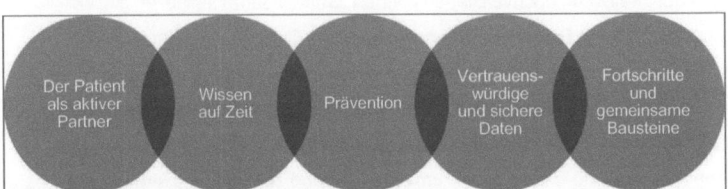

Abbildung 2: Fünf Handlungsfelder E-Health-Strategie 2018-2022 (eigene Darstellung)
(Ministry of Health et al., 2018, S. 18)

Angesichts der wachsenden Zahl chronisch kranker Menschen ist die aktive Beteiligung der Patienten entscheidend. Digitale Initiativen wie eine Hausarzt-App für Terminbuchungen und elektronische Konsultationen, die systematische Erfassung von Patienten berichteten Therapieerfolgen (Patient Reported Outcomes - PROs) sowie umfassende Gesundheitsdatenübersichten sollen Patienten mehr Verantwortung übertragen. Zudem erleichtern Anleitungen zu Gesundheits-Apps und spezielle Unterstützungstools für Krebspatienten und Schwangere die Gesundheitsversorgung. Diese Maßnahmen zielen darauf ab, die Patientenbeteiligung zu stärken und die Versorgungsqualität zu verbessern (Ministry of Health et al., 2018, S. 18-33).

Aufgrund der steigenden Komplexität der Behandlung durch Multimorbidität und Krankenhausreorganisationen ist eine besser koordinierte Versorgung entscheidend. Digitale Tools und Technologien sollen die Logistik im Gesundheitswesen verbessern und Workflows vereinfachen, wodurch Gesundheitsfachkräfte einen einheitlichen Überblick über Patienteninformationen erhalten. Dies ermöglicht zeitnahe Konsultationen mit Spezialisten und flexible Unterstützung per Videokonferenz. In Wohn- und Suchtzentren werden Maßnahmen zur Erhöhung der Medikamentensicherheit getroffen, während Gemeinden strukturierte Pflegedokumentationssysteme einführen, um die Pflegekoordination zu verbessern. Die Erneuerung von IT-Systemen führt zu umfassenderen digitalen Lösungen und verbessert die interne Kommunikation sowie die sektorübergreifende Zusammenarbeit in Dänemark (Ministry of Health et al., 2018, S. 34-43).

Digitale Lösungen spielen eine zentrale Rolle in der Gesundheitsversorgung, indem sie frühzeitige Gesundheitsprobleme erkennen und die Entscheidungsfindung unterstützen. Sie verbessern die Sicherheit der Medikamentenverschreibung in Wohn- und Rehabilitationszentren und ermöglichen eine umfassende telemedizinische Betreuung zu Hause, insbesondere für chronisch Kranke. Diese Technologien sollen die Pflegeoptimierung und die Effektivität von Impf- und Krebsvorsorgeprogrammen weiter fördern (Ministry of Health et al., 2018, S. 44-57).

Die Sicherheit von Gesundheitsdaten ist von zentraler Bedeutung. Patienten sollen den Zugriff auf ihre Daten nachvollziehen können. Gemeinsame Initiativen zur Verbesserung der digitalen Sicherheit sind notwendig, um Cyber- und Datensicherheit im Gesundheitssektor zu gewährleisten. Eine gesteigerte Kontrolle über die Weitergabe von Gesundheitsdaten schützt die Privatsphäre und stärkt das Vertrauen in digitale Systeme. Die Modernisierung der IT-Sicherheitsstandards im gesamten Gesundheitswesen sind unabdingbar, um aktuellen und zukünftigen Herausforderungen gerecht zu werden (Ministry of Health et al., 2018, S. 58-69).

Die Förderung der Interoperabilität ist entscheidend für einen vernetzten Gesundheitssektor. Institutionen wie die Gesundheitsdatenagentur „Sundhedsdatastyrelsen" und das Gesundheitsdatennetzwerk MedCom spielen eine zentrale Rolle bei der Entwicklung von Interoperabilitätslösungen (Thiel et al., 2018, S. 88). Langfristige Planung für eine gemeinsame IT-Infrastruktur soll Kommunikation und Datenaustausch erleichtern sowie Transparenz und Zusammenarbeit fördern. Die Einführung eines nationalen Systems zur Verwaltung von Patientendaten soll den Datenschutz stärken. Diese Maßnahmen zielen darauf ab, die Digitalisierung voranzutreiben und eine effizientere als auch patientenorientierte Versorgung zu ermöglichen (Ministry of Health et al., 2018, S. 70-79). Im folgenden Kapitel erfolgt eine detaillierte Betrachtung der digitalen Gesundheitsinitiativen in Dänemark, die darauf abzielen, die genannten Anforderungen umzusetzen und das Gesundheitssystem gezielt zu optimieren.

5.2 Entwicklungen und Status Quo von E-Health in Dänemark

Das dänische Gesundheitssystem ist durch eine weitreichende Digitalisierung gekennzeichnet, die eine elektronische Kommunikation zwischen den verschiedenen Gesundheitsdienstleistern wie Krankenhäusern, Haus- und Fachärzten, Laboratorien, lokalen Behörden sowie Pflegediensten ermöglicht und den systematischen Einsatz von Daten und digitalisierten Arbeitsabläufen fördert (Healthcare Denmark, 2023b, o. S.). Die hohe Interoperabilität ist entscheidend, da sie eine reibungslose und präzise Kommunikation zwischen unterschiedlichen Software-Systemen ermöglicht und im gesamten Gesundheitssystem zum Einsatz kommt (OECD, 2019, S. 21). Die dänische Regierung fördert aktiv die Integration von E-Health-Lösungen, um die Gesundheitsversorgung zukunftsfähig zu gestalten (Healthcare Denmark, 2023b, o. S.). Dänemark belegt mit 72,5 Punkten den dritten Platz im Digital-Health-Index, nur knapp hinter Estland und Kanada (Thiel et al., 2018, S. 226).

Seit den 1990er Jahren hat Dänemark eine digitale Infrastruktur aufgebaut, die heute die Grundlage für alle öffentlichen Dienstleistungen bildet. Um das Engagement der Bürger zu stärken, hat Dänemark die digitale Selbstverwaltung der Gesundheitsdaten als verpflichtend eingeführt. Gleichzeitig wurden digitale Lösungen implementiert, um den Austausch von Gesundheitsdaten zu optimieren und Behandlungsabläufe zu verbessern, während die Informationssicherheit gestärkt wurde, um das Vertrauen in den Gesundheitssektor zu wahren (Løhde & Bjerre, 2024, S. 4-5). Vertrauen in den Staat sowie Offenheit gegenüber neuen Medien sind zwei Grundvoraussetzungen für einen hohen Grad an Digitalisierung in einer Gesellschaft (Berger et al., 2020, S. 40). Die dänische Bevölkerung hat großes Vertrauen in das digitale Gesundheitssystem. 89 % der Dänen geben an, medizinischen Einrichtungen zu vertrauen. Diese hohe Vertrauenskultur spiegelt das Vertrauen der Dänen in die Kompetenzen des Staates wider, insbesondere im Umgang mit persönlichen Daten (TNS Opinion § Social, 2015, S. 66).

Die nationale Agentur für digitale Gesundheit (Sundhedsdatastyrelsen) spielt eine zentrale Rolle beim Aufbau und der kontinuierlichen Verbesserung der nationalen Informations- und Kommunikationsinfrastruktur. Die dänische Gesundheitsagentur etabliert Standards, um die Interoperabilität zwischen den regionalen Systemen zu gewährleisten, die in den meisten Arztpraxen und vielen Krankenhäusern Dänemarks verwendet werden (Thiel et al., 2018, S. 86). Seit 1994 wird die nationale Infrastruktur durch das dänische Gesundheitsdatennetzwerk MedCom unterstützt. Die Aufgabe von MedCom besteht darin, digitale Lösungen bereitzustellen, um die Zusammenarbeit zwischen Behörden, Organisationen und privaten Unternehmen zu fördern (MedCom, 2023, o S.). Zudem gehören die Entwicklung und Prüfung von IT-Standards, Systemzertifizierungen, die Koordination von Projekten, der Betrieb des Gesundheitsdatennetzes und die Teilnahme an internationalen Aktivitäten zu den Aufgaben. MedCom wird vom Gesundheitsministerium, den dänischen Großregionen und dem nationalen Kommunenverband finanziert (Thiel et al., 2022, S. 18). In Dänemark werden monatlich mehr als 10.000 Konferenzen im Gesundheitswesen über die Video-Infrastruktur von MedCom abgehalten (Ministry of Health et al., 2018, S. 39).

Das staatlich finanzierte Gesundheitsinformationsportal sundhed.dk ist eine weitere zentrale Säule des dänischen Digital-Health-Systems, welches 2003 eingeführt wurde und alle digitalen Gesundheitsanwendungen integriert (Jensen & Thorseng, 2017, S. 213). Seit 1967 erhält jeder Bürger bei der Geburt eine persönliche Identifikationsnummer, die es ermöglicht, sich auf sundhed.dk im Bereich „Mein Gesundheitszustand" einzuloggen (Mirza, 2022, S. 16). Bis zum 15. Lebensjahr haben Eltern Zugriff auf die Gesundheitsdaten ihrer Kinder, sofern sie das Sorgerecht innehaben (sundhed.dk, 2023, o. S.). Sundhed.dk sammelt medizinische Informationen und Daten aller dänischen Bürger und dient als zentraler Zugangspunkt für Gesundheitsfachkräfte und Patienten. Sie ermöglicht über das Datennetzwerk MedCom einen sicheren Austausch von Patientendaten zwischen Ärzten, Krankenhäusern, Laboratorien, Apotheken und Behörden (siehe Anlage 2).

Auf sundhed.dk sind die gesamte Krankengeschichte sowie Diagnosen, Medikationspläne, Behandlungen, Laborergebnisse und Operationen gespeichert. Dies ermöglicht den Bürgern, den Überblick zu behalten und aktiv an Entscheidungen über ihre Gesundheit teilzunehmen. Gleichzeitig unterstützt es die Gesundheitsfachkräfte dabei, eine ganzheitliche Versorgung zu gewährleisten (sundhed.dk,

2019, S. 7). Zudem dient das Portal zur Abrechnung von Gesundheitsdienstleistungen (Mirza, 2022, S. 16). Ärzte verwenden einen speziellen Heilberufsausweis,
um auf Patientendaten zuzugreifen (Thiel et al., 2018, S. 90). Ärzte und Apotheker
können nach Zustimmung der Patienten auf diese Informationen zugreifen. In Dänemark haben Patienten die Möglichkeit, bestimmten Leistungserbringern den Zugriff auf ihre Gesundheitsdaten durch Nutzung der Opt-out-Option zu verweigern.
Leistungserbringer sind hingegen gesetzlich verpflichtet, die Gesundheitsdaten ihrer Patienten digital zu erfassen (Hartlev, 2014, S. 24). Die zentralisierte Datenbank integriert Informationen von Haus- und Fachärzten sowie privaten Leistungserbringern und umfasst sowohl stationäre als auch ambulante Sektoren aus allen
fünf Regionen. Die elektronische Patientenakte ist an mehrere Informationssys-
teme angeschlossen, die über sundhed.dk abgerufen werden können. Dazu gehören digitale Bild- und Laborbefundarchive, elektronische Medikationspläne, Rezepte, Impfregister, Pathologie-Informationssysteme sowie Patientenverfügungen
und Organspenderegistrierungen. Darüber hinaus ermöglicht die Plattform Anwendungen wie Online-Terminvereinbarungen, den Abruf von Echtzeit-Wartezeiten für
öffentliche Krankenhäuser, Krankenhausbewertungen, Einschreibungen in Scree-
ningprogramme sowie die Registrierung als Blut- oder Eizellspender (Bertram et
al., 2019, S. 10f.). Sundhed.dk bietet nicht nur Zugang zu digitalen Gesundheitsanwendungen, sondern stellt auch qualitätsgesicherte Gesundheitsinformationen,
Lifestyle-Tipps sowie spezifische Empfehlungen für die Bewältigung unterschied-
licher Erkrankungen bereit. Zusätzlich ermöglicht die Plattform den Vergleich von
zahnärztlichen Dienstleistungen und deren Kosten (sundhed.dk, 2019, S. 50). Das
Portal bietet zudem kostenlose Programme zur Behandlung chronischer Krankheiten wie Diabetes, Krebs und Osteoporose sowie Beratung zu Gewichtsabnahme,
Schwangerschaft und Geburt (Keutel, 2018, o. S.). Im Monat besuchen mehr als
eine Million Menschen das dänische E-Health-Portal (Ministry of Health et al.,
2018, S. 20). Eine weitere bedeutende Initiative ist die Einführung der Gesund-
heitsakte „sundhedsjournalen", die eine zentrale Ansicht sowohl für Patienten als
auch für Gesundheitsdienstleister mit Zugang zu medizinischen Daten ermöglicht
(Jensen & Thorseng, 2017, S. 214).

Auf nationaler Ebene kommen drei größere digitale Dienste flächendeckend zum
Einsatz. Das E-Journal oder auch E-Record ist eine zentrale Datenbank, die Informationen aus den elektronischen Patientenakten der Krankenhäuser bezieht und
dem medizinischen Personal direkte Einsicht in die krankenhausbasierte Gesund-
heitsakte gewährt. Analog dazu liefert das P-Journal Informationen aus den elektronischen Patientenakten des ambulanten Sektors (Thiel et al., 2018, S. 86). In
Dänemark verwenden 95 % der Akteure im Gesundheitswesen die elektronische

Patientenakte (Electronic Health Record - EHR) (Deloitte, 2020, S. 20). Aufgrund der Nutzung regionaler oder lokaler Systeme in Krankenhäusern, die nicht immer mit den elektronischen Patientenakten der Arztpraxen kommunizieren können, ist im Jahr 2017 die nationale Medikationsdatenbank, bekannt als Shared Medication Record (Fælles Medicinkort), eingeführt worden. Die Medikationsdatenbank bietet allen berechtigten Gesundheitsfachkräften und Apotheken einen aktuellen und umfassenden Überblick über die verschriebenen Medikamente und den Impfstatus. Es ermöglicht den Informationsaustausch zwischen Krankenhäusern, Hausärzten, Gemeinden und Apotheken. Bürger können ihre Medikamentendaten einsehen und über die App „Medicinkortet" Rezeptverlängerungen anfordern (Healthcare Denmark, 2023a, o. S.). Der E-Rezept-Server erlaubt die elektronische Übermittlung und Aufhebung von Rezepten, informiert den Arzt automatisch über die Medikamentenausgabe und aktualisiert die Medikationsdatenbank (Thiel et al., 2018, S. 91).

Zusammen ergeben diese Datenbanken eine umfangreiche Auflistung patientenbezogener Informationen, die von Ärzten und Patienten über das nationale Gesundheitsinformationsportal sundhed.dk abgerufen werden können. Aktuell können Ärzte über die National Health Record sundehd.dk auf die medizinischen Aufzeichnungen von Patienten aus verschiedenen Regionen zugreifen (Ministry of Health et al., 2018, S. 5). 98 % der Hausärzte tauschen digitale Gesundheitsakten aus und alle Laborergebnisse werden elektronisch übermittelt. 99 % der Verschreibungen sowie 97 % der Überweisungen an Krankenhäuser, Fachärzte und Psychologen erfolgen digital (Ministry of Health, 2017, S. 36). In Dänemark werden E-Rezepte sowohl von Krankenhäusern als auch von niedergelassenen Ärzten genutzt. Die Implementierung des elektronischen Rezeptes und die Übermittlung an Apotheken erfolgt bereits seit 2014 zu 100 % digital (Jensen & Thorseng, 2017, S. 211). Seit 2011 erhalten alle Bürger in Dänemark eine elektronische Gesundheitskarte (Sunhedskort), um eine sichere und korrekte Behandlung mit Medikamenten zu gewährleisten. Dieses System ermöglicht Gesundheitsfachkräften, jederzeit auf die aktuelle Medikation eines Patienten zuzugreifen (Ministry of Health et al., 2011, S. 25). Die Einführung der Sundhedskort-App im Jahr 2021 bietet eine alternative Möglichkeit, die Gesundheitskarte als vollwertigen Ersatz für die physische Karte, vollständig digital auf dem Mobiltelefon zu verwenden (Banck et al., 2022, S. 3).

Seit 2018 ist die digitale Lösung für Vollmachten und eine Zustimmungslösung implementiert, mit der Bürger den Zugang zu ihren Daten freigeben können. Die im Jahr 2019 eingeführte App „MinSundhed (Meine Gesundheit)" bietet den Bürgern erweiterte Möglichkeiten zur Verwaltung der Gesundheitsdaten. Zusätzlich wurde 2020 der COVID-19-Chatbot und die Videofunktion in der App „Min Læge (Mein

Arzt)" eingeführt und auf sundhed.dk implementiert, um während der Pandemie zeitnahe Unterstützung bereitzustellen (ebd.).

In Dänemark wird seit 2018 verstärkt auf Telemedizin gesetzt, um die Qualität und Effizienz der Gesundheitsversorgung zu verbessern. Das dänische Gesundheitssystem integriert Telemedizin in die allgemeine Gesundheitsversorgung. Es gibt Telemedizinprojekte und Plattformen, die darauf abzielen, den Zugang zu medizinischer Versorgung zu erleichtern, insbesondere in ländlichen Gebieten. Beispiele für sektorübergreifende, groß angelegte Telemedizin-Studien sind Tele-Care Nord und die telemedizinische Wundbeurteilung. Das TeleCare-Nord zielt darauf ab, Menschen mit einer chronisch obstruktiven Lungenerkrankung (COPD) in der häuslichen Umgebung zu überwachen. Patienten können zu Hause Messungen wie Puls, Gewicht und Sauerstoffsättigung durchführen, was die Sicherheit erhöht, Krankenhausbesuche reduziert und das Krankheitsverständnis fördert. Die gemessenen Daten werden an das medizinische Personal übermittelt und kontinuierlich überwacht, um den Gesundheitszustand zu beurteilen und Behandlungen anzupassen. Zusätzlich können Patienten ihren eigenen Gesundheitszustand überwachen und haben die Möglichkeit, Videokonsultationen mit medizinischem Fachpersonal zu nutzen (Harbo et al., 2018, S. 5). Darüber hinaus wird der Einsatz von Telemedizin bei Patienten mit chronischen Erkrankungen immer häufiger. Dies ermöglicht es Patienten, überwacht zu werden, während sie zu Hause bleiben, anstatt regelmäßig ambulante Termine wahrnehmen zu müssen (Christiansena & Vrangbækb, 2018, S. 325). Bei der telemedizinischen Wundversorgung besucht geschultes medizinisches Personal die Patienten entweder zu Hause oder in der örtlichen Gesundheitsklinik, um Wundfotos und -dokumentationen für die Online-Gesundheitsakte aufzunehmen. Diese Informationen können von Spezialisten im Krankenhaus eingesehen werden. Ziel ist es, Krankenhausaufenthalte zu verringern, Zeit für Gesundheitsfachkräfte zu sparen, Transportzeiten für die Patienten zu minimieren sowie die Wundversorgungskompetenz der Pflegekräfte zu verbessern und die Patientenzufriedenheit zu steigern (Ministry of Health, 2017, S. 39).

Die technologische Entwicklung im dänischen Sozialsektor hat insbesondere im Altenpflegebereich an Relevanz gewonnen. Digitale Lösungen, wie elektronische Dokumentationssysteme und mobile Endgeräte, tragen zur Förderung der Selbstständigkeit von Bürgern bei, indem sie beispielsweise den Zugang zu Online-Therapien erleichtern. Zudem ermöglichen moderne Technologien eine effizientere Arbeitsweise, indem sie den Personalaufwand reduzieren. Die Implementierung neuer Technologien erfordert grundlegende Veränderungen in den bestehenden Arbeitsabläufen. Es ist entscheidend, vielversprechende Lösungen flächende-

ckend zu implementieren und die Gesundheitsfachkräfte auf veränderte Verant-
wortlichkeiten vorzubereiten. Die Anpassung der Arbeitsprozesse ist notwendig,
um die Vorteile neuer Technologien optimal auszuschöpfen, was wiederum zu einer höheren Qualität in der Versorgung und einer effektiveren Ressourcennutzung
führt (Ministry of Health et al., 2011, S. 26). Die in diesem Kapitel beschriebenen
Meilensteine zeigen die Entwicklung von E-Health in Dänemark, die den Zugang
zu Gesundheitsdiensten und -informationen für dänische Bürger und Gesundheitsfachkräfte erleichtern.

5.3 Datenschutz und Sicherheit

Der Austausch großer Mengen an Gesundheitsdaten erfordert hohe Sicherheitsstandards. In Dänemark sind viele Gesundheitsdatenbanken dezentral organisiert,
darunter regionale Pflegedatenbanken auf regionaler Ebene und kommunale Ter-
minologie-Server. Dies führt zu einer Uneinheitlichkeit bei der Verschlüsselung von
Gesundheitsdaten. Bei der Kodierung von Diagnosen und medizinischen Verfah-
ren in Krankenhäusern nutzen Ärzte einen Standard, der für mehr Einheitlichkeit
sorgt. Zudem haben verschiedene Gesundheitsdienstleister Zugriff auf die Daten
eines Patienten, was das Risiko eines möglichen Datenmissbrauchs erhöht. Diese
verschiedenen Ansätze verdeutlichen die Vielfalt und Komplexität des dänischen
Gesundheitssystems. Um diesem Risiko entgegenzuwirken, sichert eine gemeinnützige Organisation diese Daten durch spezialisierte IT-Systeme. Die Gesundheitsdatenbehörde Sundhedsdatastyrelsen ist verantwortlich für technische
Dienstleistungen im Bereich der Gesundheitsdaten, Überwachung der Datennutzung und Bereitstellung der Daten für Forschungszwecke. Die Datenschutzbe-
hörde gewährleistet die ordnungsgemäße Verarbeitung, Speicherung und Nutzung der Gesundheitsdaten (Thiel et al., 2018, S. 90). Der Schutz der Privatsphäre
und Datenintegrität sind fest im System verankert, um das Vertrauen der Bürger
zu gewährleisten. Das Tool „My Log" bietet Transparenz und ermöglicht den Bürgern, über sundhed.dk einzusehen, wer wann auf ihre Daten zugegriffen hat. So
können Verdachtsfälle von Datenmissbrauch geklärt werden. Das System schützt
die Bürger und sorgt dafür, dass ihre Daten nur von befugten Personen genutzt
werden (Uffelmann, 2020, S. 6).

In Dänemark existieren keine spezifischen Gesetze für elektronische Patientenakten. Stattdessen gelten allgemeine Datenschutzgesetze für alle Patientenakten,
unabhängig vom Format. Die Verwaltung von elektronischen Patientenakten un-
terliegt spezifischen Datenschutzbestimmungen, die Gesundheitsdienstleister ver-
pflichten, Patientenakten ohne explizite Einwilligung der Patienten zu aktualisie-
ren. Ärzte benötigen die Zustimmung der Patienten, um auf deren Daten zuzugrei-

fen oder diese weiterzugeben. Der Zugang zu eigenen Patientendaten ist uneingeschränkt, um den Nutzen moderner Technologien zu maximieren. Die Haftung für die Verarbeitung elektronischer Gesundheitsdaten wird durch allgemeine Haftungsgesetze geregelt (Hartlev, 2014, S. 34). Patienten können fehlerhafte Einträge in der elektronischen Patientenakte (ePA) manuell korrigieren lassen, jedoch erfolgt dieser Prozess dezentral und individuell. Darüber hinaus haben Patienten nicht die Befugnis, eigenständig Informationen aus der Patientenakte zu entfernen (Thiel et al., 2018, S. 92).

Das Datenschutzrecht schützt Persönlichkeitsrechte und verhindert Datenmissbrauch durch private und staatliche Akteure. Neue Technologien wie Big Data und Künstliche Intelligenz (KI) sind unzureichend durch das aktuelle Recht abgedeckt, was die sichere Datennutzung erschwert. Sektorübergreifende Regelungen und Mindeststandards sind notwendig, um den Datenschutz zu gewährleisten. Datengovernance zielt auf verantwortungsvollen Umgang mit Daten und digitale Selbstbestimmung ab. Datenverarbeiter sind verpflichtet, Transparenz und Rechenschaftspflicht sicherzustellen. Zudem sind Aus- und Weiterbildungsmaßnahmen entscheidend für eine kompetente Datennutzung (Sprecher, 2020, S. 8f.).

Neben der Herausforderung, den Datenschutz und die Sicherheit im Umgang mit digitalen Gesundheitsanwendungen zu gewährleisten, werden im anschließenden Kapitel die Auswirkungen von E-Health auf das dänische Gesundheitswesen dargestellt, wobei die Vorteile und Potenziale fokussiert werden.

6 Auswirkungen von E-Health auf das dänische Gesundheitssystem

Die Digitalisierung im dänischen Gesundheitssystem hat vielfältige Auswirkungen, die je nach Nutzergruppen und Anwendungen unterschiedliche Relevanz haben. Der Einsatz von digitalen Informations- und Kommunikationstechnologien führen zu einer Optimierung der Gesundheitsversorgung (Fischer et al., 2016, S. 7). Dazu gehören die Überwindung zeitlicher und räumlicher Barrieren im Gesundheitssystem, die Verbesserung der Versorgungskoordination durch einrichtungsübergreifende Behandlungsplanung, die Förderung der patientenbezogenen und kooperativen Versorgung sowie die Optimierung von Verwaltungs- und Abrechnungsvorgängen. Weitere Auswirkungen umfassen die Bereitstellung integrierter Entscheidungsunterstützung, die Erhöhung der Transparenz im Behandlungsprozess sowie die Nutzung von Patientendaten für Forschungszwecke und die Gesundheitsberichterstattung (Fischer & Krämer, 2016, S. 12).

Das dänische Gesundheitssystem zeichnet sich durch umfangreiche Digitalisierung und elektronische Kommunikation zwischen Gesundheitsdienstleistern, einschließlich Krankenhäusern, Haus- und Fachärzten, Laboratorien, lokalen Behörden und Pflegediensten aus. Durch den verbesserten Informationsaustausch und den Zugang zu Fachwissen können Diagnose- und Behandlungsfehler reduziert werden, was die Qualität der Gesundheitsversorgung erhöht sowie die Patientensicherheit verbessert, während die kontinuierliche Erfassung von Gesundheitsdaten eine umfassende Überwachung der Behandlungen ermöglicht (OECD, 2019, S. 21). Die Effizienzsteigerung im Gesundheitssektor spielt eine zentrale Rolle der E-Health-Initiativen. Dazu gehören die Implementierung digitaler Patientenakten sowie telemedizinischer Anwendungen, die dazu beitragen, die Versorgung zu optimieren und zu vereinfachen (Christiansena & Vrangbækb, 2018, S. 324).

Sundhed.dk ist in Dänemark die führende digitale Plattform für den Zugang zu Gesundheitsdaten. Sie unterstützt die Eigenverantwortung der Patienten und trägt indirekt zur Kostensenkung bei (Uffelmann, 2020, S. 4). Für Fachkräfte im Gesundheitswesen sind elektronische Patientenakten entscheidend für eine effiziente und genaue Patientenverwaltung sowie für den einfachen Zugriff auf Patientendaten. Telemedizin und Fernüberwachung von Patienten sparen Zeit und reduzieren die Notwendigkeit persönlicher Arztbesuche. Gleichzeitig werden die Effizienz und Nachhaltigkeit der medizinischen Versorgung gesteigert. Darüber hinaus wird der Zugang zu Fortbildungsangeboten erweitert und die Kompetenzen der Fachkräfte gestärkt sowie die Patientenversorgung vor Ort verbessert (BMZ, 2024, o. S.). Telemedizin und medizinische Konsultationen über digitale Plattformen ermöglichen Beratung und Behandlung von zu Hause aus, was zu einer Effizienzsteigerung beiträgt und gleichzeitig eine Verkürzung von Wartezeiten sowie eine optimierte Ressourcennutzung ermöglicht (Christiansena & Vrangbækb, 2018, S. 324). Patienten profitieren von einer verbesserten Zugänglichkeit zur medizinischen Versorgung, besonders in ländlichen oder abgelegenen Gebieten, wo der Zugang zu Ärzten oft begrenzt ist. Besonders durch einen einfachen Zugang zu gesundheitsbezogenen Informationen kann E-Health dazu beitragen, benachteiligte und vulnerable Bevölkerungsgruppen zu erreichen und das Selbstbestimmungsrecht der Bürger im Gesundheitswesen zu stärken (Fischer & Krämer, 2016, S. 11f.). Darüber hinaus fördert E-Health das sogenannte "Patient Empowerment" und die Gesundheitskompetenz, indem Patienten Zugang zu verlässlichen Gesundheitsinformationen erhalten und in den Entscheidungsprozess der Behandlung und Therapie einbezogen werden (Jorzig & Sarangi, 2020, S. 96f.). Der Einsatz digitaler Werkzeuge wie mobile Gesundheitsanwendungen erleichtern die Selbstverwaltung der eigenen Gesundheit, indem sie Nutzern ermöglichen, Gesundheitsdaten zu überwachen, Termine zu planen und Medikamente zu verwalten. Die Selbstüberwachung und frühzeitige Intervention tragen zur Reduktion von Krankenhaus-aufenthalten und zur Entlastung des Gesundheitssystems bei (OECD, 2019, S. 13). Zusätzlich trägt E-Health zur höheren Kosteneffizienz der medizinischen Behandlung bei, indem sie die Therapiekosten senken, wodurch die finanzielle Belastung des Gesundheitssystems verringert wird. Zudem ermöglichen sie eine Zeitersparnis für Gesundheitsfachkräfte, was zu effizienteren Arbeitsabläufen und einer verbesserten Patientenversorgung führt (McKinsey & Company, 2020, S. 50). E-Health trägt auch zur Kostensenkung bei, indem es den Bedarf an papierbasierten Dokumenten und den damit verbundenen Verwaltungsaufwand verringert sowie eine effizientere Nutzung von Ressourcen ermöglicht. Elektronische Gesundheitsakten ermöglichen eine nahtlose Kommunikation zwischen verschiedenen Einrichtungen und unterstützen eine koordinierte Versorgung (Healthcare Denmark, 2023b, o. S.).

7 Diskussion

In diesem Kapitel erfolgt eine Darstellung der aus der Literaturarbeit gewonnenen Ergebnisse, um mögliche Rückschlüsse auf die Entwicklungen und Auswirkungen von E-Health auf das dänische Gesundheitssystem zu ziehen und somit der Beantwortung der Forschungsfragen nachzukommen.

Dänemark sieht sich aufgrund der Alterung der Bevölkerung steigenden Anforderungen im Gesundheitswesen gegenüber. Der Anstieg chronischer Krankheiten führt zu einer höheren Nachfrage nach Gesundheitsdienstleistungen und stellt neue Anforderungen an die Versorgungsinfrastruktur. Dies hat zur Folge, dass die Kosten für Gesundheits- und Langzeitpflege steigen. Um diesen Herausforderungen zu begegnen, wird der Einsatz von E-Health-Technologien wie Telemedizin, elektronischen Patientenakten und mobilen Gesundheitsanwendungen immer wichtiger (Kapitel 3.1). Das dänische Gesundheitssystem, das durch allgemeine Steuern finanziert wird, bietet allen Bürgern kostenfreie Grundversorgung, einschließlich Arztbesuchen, Krankenhausaufenthalten und Medikamenten. Zahnbehandlungen und spezielle Therapien müssen oft privat bezahlt werden. Das Gesundheitssystem umfasst die primäre Gesundheitsversorgung durch Allgemein- und Fachärzte sowie einen Krankenhaussektor für intensivere Behandlungen. Der Staat bestimmt die Gesundheitspolitik, während Regionen und Kommunen spezifische Gesundheitsdienste bereitstellen. Das System legt großen Wert auf Prävention, Ressourcennutzung und Digitalisierung, um den Herausforderungen der alternden Bevölkerung zu begegnen (Kapitel 3.2). In diesem Kontext spielt E-Health eine zentrale Rolle. E-Health umfasst eine Vielzahl von Technologien, die die Gesundheitsversorgung effizienter und zugänglicher machen sollen. Dazu gehören elektronische Gesundheitsakten, elektronische Rezepte (e-Rezepte), telemedizinische Dienste wie Telemonitoring, Telediagnostik, Teletherapie und Telekonsile sowie mobile Gesundheitsanwendungen (m-Health), die die mobile Verwaltung von Gesundheitsdaten ermöglichen und präventive Maßnahmen unterstützen. Ziel von E-Health ist es, die Gesundheitsversorgung durch digitale Informations- und Kommunikationstechnologien zu optimieren, indem die Qualität, Effizienz und Zugänglichkeit der Gesundheitsdienstleistungen gesteigert werden (Kapitel 4).

Dänemark investiert kontinuierlich in die Digitalisierung des Gesundheitswesens. Die bis 2024 verlängerte E-Health-Strategie 2018–2022 konzentriert sich auf die Weiterentwicklung elektronischer Patientenakten und die Förderung von Telemedizin. Ziel ist es, die Patientenbeteiligung zu stärken und die Versorgungsqualität durch innovative digitale Lösungen zu verbessern. Ein zentraler Bestandteil der Strategie ist die Interoperabilität, um ein vernetztes Gesundheitssystem zu realisieren. Zudem sind Initiativen zur Verbesserung der digitalen Sicherheit wichtig, um Cyber- und Datenschutz im Gesundheitssektor zu gewährleisten (Kapitel 5.1).

Dänemark gilt als Vorreiter der Digitalisierung, unterstützt durch eine umfassende elektronische Infrastruktur, die eine effiziente Kommunikation zwischen verschiedenen Gesundheitsdienstleistern ermöglicht. Die dänische Regierung unterstützt aktiv die Integration von E-Health-Lösungen, um die Gesundheitsversorgung zukunftsfähig zu gestalten. Die Agentur für digitale Gesundheit setzt Standards und sorgt für die Interoperabilität der Systeme. Die Plattform sundhed.dk fungiert als zentrale Anlaufstelle für den sicheren Austausch von Patientendaten und bietet Zugang zu medizinischen Informationen und digitalen Gesundheitsdiensten. Die hohe Nutzerbeteiligung und das Vertrauen der dänischen Bevölkerung in das System zeigen die erfolgreiche Integration von Telemedizin und digitalen Anwendungen zur Verbesserung der Gesundheitsversorgung (Kapitel 5.2). Der Austausch großer Gesundheitsdaten in Dänemark erfordert hohe Sicherheitsstandards. Aufgrund der dezentralen Organisation der Datenbanken gibt es uneinheitliche Verschlüsselungspraktiken. Während standardisierte Kodierungssysteme in Krankenhäusern Einheitlichkeit gewährleisten, erhöhen mehrere Zugriffsberechtigungen das Datenmissbrauchsrisiko. Eine gemeinnützige Organisation schützt die Daten durch spezialisierte IT-Systeme, während die Gesundheitsdatenbehörde die Datennutzung überwacht. Datenschutzgesetze regeln die Verarbeitung von Patientenakten und Tools wie „My Log" ermöglichen Transparenz und schützen vor unbefugtem Zugriff. Um den Datenschutz bei neuen Technologien wie Big Data und künstlicher Intelligenz (KI) zu sichern, sind umfassende Regelungen und Mindeststandards notwendig (Kapitel 5.3).

E-Health-Anwendungen spielen im dänischen Gesundheitssystem eine wesentliche Rolle, indem sie die Qualität der Gesundheitsversorgung verbessern und die Effizienz der Abläufe steigern. Durch die verbesserte elektronische Kommunikation zwischen Gesundheitsdienstleistern werden Diagnose- und Behandlungsfehler reduziert, was zur Patientensicherheit beiträgt sowie die Ressourcennutzung optimiert. Telemedizin ermöglicht eine schnellere und gezieltere Patientenbetreuung, insbesondere in ländlichen Regionen. Plattformen wie sundhed.dk fördern die Patientenverantwortung und steigern die Effizienz im Gesundheitswesen. Gesundheits-Apps unterstützen die Selbstverwaltung der Gesundheit durch die Nutzer und tragen zur Reduzierung administrativer Aufwände bei, was insgesamt zu einer besseren Versorgungsqualität und gesteigerten Effizienz im Gesundheitssystem führt (Kapitel 6).

8 Fazit

Zusammenfassend lässt sich festhalten, dass Dänemark durch seine fortschrittlichen E-Health-Initiativen eine führende Rolle in der Digitalisierung des Gesundheitswesens einnimmt. Der Einsatz von Technologien wie elektronischen Patientenakten, Telemedizin und mobilen Gesundheitsanwendungen verbessert die Effizienz und Qualität der Gesundheitsversorgung erheblich, indem die Koordination unter Gesundheitsfachkräften verbessert, Diagnose- und Behandlungsfehler reduziert und Kosten durch die Reduzierung von Papieraufwand und effizientere Ressourcennutzung gesenkt werden. Besonders in ländlichen Regionen ermöglicht Telemedizin eine bessere Zugänglichkeit zu spezialisierten Diensten. Die Digitalisierung des Gesundheitswesens kann entscheidend dazu beitragen, den Herausforderungen einer alternden Bevölkerung und dem Fachkräftemangel entgegenzuwirken.

Dennoch stehen Herausforderungen wie Datenschutz und die Sicherstellung der Datenintegrität im Vordergrund. Es ist essenziell, das Vertrauen der Bevölkerung in digitale Gesundheitslösungen zu stärken, um eine breite Akzeptanz zu gewährleisten. Insgesamt hat die Digitalisierung des dänischen Gesundheitssystems bereits bedeutende Fortschritte erzielt und kann langfristig zu einer effizienteren, zugänglicheren und qualitativ besseren Gesundheitsversorgung beitragen und eine patientenzentrierte Versorgung gewährleisten. Die Weiterentwicklung von künstlicher Intelligenz (KI) könnte dabei eine bedeutende Rolle spielen, indem sie bestehende Prozesse optimiert und neue Forschungsfelder eröffnet, um den zukünftigen Herausforderungen erfolgreich zu begegnen und die Gesundheit der Bevölkerung nachhaltig zu verbessern.

Literaturverzeichnis

Banck, S., Bang Jensen, K., Kayser, L., Uffelmann, J. & Elbæk, M. (2022). *Denmark. Using an eHealth portal to transform PHC during the pandemic* (World Health Organization (WHO), Hrsg.). Verfügbar unter https://www.who.int/docs/librariesprovider2/default-document-library/primary-health-care-denmark-eng.pdf?sfvrsn=9d7ad779_7 [18.06.2024].

Berger, E., Reichebner, C., Eriksen, A., Aurich, H., Kretzler, M. & Busse, R. (2020). Wie digitalisiert ist die Gesundheitsversorgung in Dänemark im Vergleich zu Deutschland? *Gesundheits- und Sozialpolitik (GuS), 74* (4-5), 39–48. https://doi.org/10.5771/1611-5821-2020-4-5-39

Bertram, N., Püschner, F., Gonçalves, A. S. O., Binder, S. & Amelung, V. E. (2019). Einführung einer elektronischen Patientenakte in Deutschland vor dem H-intergrund der internationalen Erfahrungen. In J. Klauber, M. Geraedts & Friedrich, Jörg, Wasem, Jürgen (Hrsg.), *Krankenhaus-Report 2019. Das digitale Krankenhaus* (S. 3–16). Springer.

Bratan, T., Schneider, D., Heyen, N. B., Pullmann, L., Friedewald, M., Kuhlmann, D., Brkic, N. & Hüsing, B. (2022). *E-Health in Deutschland: Entwicklungsperspektiven und internationaler Vergleich* (Expertenkommission Forschung und Innovation (EFI), Hrsg.). Verfügbar unter https://www.econstor.eu/bitstream/10419/251366/1/1795368888.pdf [30.06.2024].

Bundesärztekammer (BÄK) (Hrsg.) (2019). *Hinweise und Erläuterungen zu § 7 Abs. 4 MBO-Ä –Behandlung im persönlichen Kontakt und Fernbehandlung.* Verfügbar unter https://www.bundesaerztekammer.de/fileadmin/user_upload/_old-files/downloads/pdf-Ordner/Recht/HinweiseErlaeuterungenFernbehandlung.pdf [15.07.2024].

Bundesministerium für Gesundheit (BMG) (Hrsg.) (2023). *E-Health.* Verfügbar unter https://www.bundesgesundheitsministerium.de/service/begriffe-von-a-z/e/e-health/ [16.06.2024].

Bundesministerium für wirtschaftliche Zusammenarbeit und Entwicklung (BMZ) (Hrsg.) (2024). *E-Health. Digitalisierung: Große Chancen zur Verbesserung der Gesundheitsversorgung.* Verfügbar unter https://www.bmz.de/de/themen/e-health [16.06.2024].

Christiansena, T. & Vrangbækb, K. (2018). Hospital centralization and performance in Denmark-Ten years on. *Health Policy, 122* (4), 321–328. https://doi.org/10.1016/j.healthpol.2017.12.009

Collin, C. (2020). *Telemedizin.* Verfügbar unter https://www.apotheken-umschau.de/einfache-sprache/digitale-helfer/telemedizin-837701.html [27.06.2024].

Danske Regioner (Hrsg.) (2022). *Digitalisering. 2021 blev endnu et rekordår for sundhed.dk.* Verfügbar unter https://www.regioner.dk/services/nyheder/2022/februar/2021-blev-endnu-et-rekordaar-for-sundheddk [24.06.2024].

Deloitte (Hrsg.) (2020). *Digital transformation. Shaping the future of European healthcare.* Verfügbar unter https://www2.deloitte.com/content/dam/Deloitte/uk/Documents/life-sciences-health-care/deloitte-uk-shaping-the-future-of-european-healthcare.pdf [30.06.2024].

Fischer, F., Aust, V. & Krämer, A. (2016). Grundlagen und Voraussetzungen für eHealth. eHealth: Hintergrund und Begriffsbestimmung. In F. Fischer & A. Krämer (Hrsg.), *eHealth in Deutschland. Anforderungen und Potenziale innovativer Versorgungsstrukturen* (S. 3–24). Springer.

Fischer, Florian & Krämer, Alexander (Hrsg.) (2016). *eHealth in Deutschland. Anforderungen und Potenziale innovativer Versorgungsstrukturen:* Springer. https://doi.org/10.1007/978-3-662-49504-9

Harbo, M., Boel, C., Nikolajsen, A., Buchwaldt, P., Brahm, A. & Holm, N. U. (2018). *Fælles Udbud af Telemedicin* (Styregruppen for Fælles Udbud af Telemedicin (FUT), Hrsg.). Verfügbar unter https://faelleskommunalsundhed.dk/wp-content/uploads/edagsorden-documents/cd75a08b-5def-4279-a65d-f6b1fd83da81.pdf [29.06.2024].

Hartlev, M. (2014). *Overview of the national laws on electronic health records in the EU Member States. National Report for Denmark.* Verfügbar unter https://health.ec.europa.eu/document/download/adaaa3b6-b336-4e65-8897-2b05a689f193_en [22.06.2024].

Healthcare Denmark (Hrsg.) (2023a). *Digital infrastructure.* Verfügbar unter https://healthcaredenmark.dk/national-strongholds/digitalisation/digital-infrastructure/ [08.07.2024].

Healthcare Denmark (2023b). *Digitalisation. Denmark is an international frontrunner when it comes to digital health.* Verfügbar unter https://healthcaredenmark.dk/national-strongholds/digitalisation/ [30.06.2024].

Jensen, T. B. & Thorseng, A. A. (2017). Building National Healthcare Infrastructure: The Case of the Danish e-Health Portal. In M. Aanestad, M. Grisot, O. Hanseth & P. Vassilakopoulou (Hrsg.), *Information Infrastructures within European Health Care. Working with the Installed Base* (S. 209–224). Springer.

Jorzig, A. & Sarangi, F. (2020). *Digitalisierung im Gesundheitswesen. Ein kompakter Streifzug durch Recht, Technik und Ethik:* Springer. https://doi.org/10.1007/978-3-662-58306-7

Keutel, S. (2018). *E-Health: Gesundheit auf dänisch.* Verfügbar unter https://healthcare-in-europe.com/de/news/e-health-gesundheit-auf-daenisch.html [30.06.2024].

Kostera, T. & Briseño, C. (Bertelsmann Stiftung, Hrsg.) (2018). *Der digitale Patient. Von Dänemark lernen: Vertrauenswürdigkeit, Standards und eine Strategie für ein nationales Gesundheitsportal.* Verfügbar unter https://www.programm-gesundheit.blog/smarthealthsystems-daenemark-nationales-gesundheitsportal/ [30.06.2024].

Løhde, S. & Bjerre, M. (2024). *Digitalisation in Danish Healthcare* (Healthcare Denmark, Hrsg.). Verfügbar unter https://healthcaredenmark.dk/media/sghmh0in/digitalisation_2024_onlineversion.pdf [07.07.2024].

McKinsey & Company (Hrsg.) (2020). *eHealth Monitor 2020. Deutschlands Weg in die digitale Gesundheitsversorgung - Status quo und Perspektiven.* Verfügbar unter https://www.mckinsey.de/~/media/mckinsey/locations/europe%20and%20middle%20east/deutschland/news/presse/2020/2020-11-12%20ehealth%20monitor/ehealth%20monitor%202020.pdf [22.06.2024].

MedCom (Hrsg.) (2023). *About MedCom.* Verfügbar unter https://medcom.dk/medcom-in-english/ [01.01.2024].

Ministry of Health (Hrsg.) (2017). *Healthcare in Denmark. An Overview.* Verfügbar unter https://www.ism.dk/Media/637643691542085966/Healthcare%20in%20Denmark%20-%20An%20overview.pdf [23.06.2024].

Ministry of Health, Local Government Denmark & Danish Regions (Hrsg.) (2011). *Den digitale vej til fremtidens velfærd – Den fællesoffentlige digitaliseringsstrategi 2011-2015.* Verfügbar unter https://digst.dk/media/12704/digitale_vej_til_fremtidens_velfaerd.pdf [23.06.2024].

Ministry of Health, Ministry of Finance, Danish Regions & Local Government Denmark (Hrsg.) (2018). *A Coherent ans Trustworthy Health Network for All. Digital Health Strategy 2018 - 2022.* Verfügbar unter https://sundhedsdatasty-relsen.dk/-/media/sds/filer/strategi-og-projekter/strategi-digital-sundhed/digital-health-strategy-2018_2022.pdf [16.06.2024].

Mirza, M. (2022). Länderbericht: Dänemark. Das E-Health-Musterland. *E-HEALTH-COM* (1), 14–19. Verfügbar unter https://e-health-com.de/fileadmin/user_upload/dateien/ePaper/EHC_1_2022_E-Paper.pdf [16.06.2024].

Organization for Economic Cooperation and Development (OECD) (Hrsg.) (2019). *State of Health in the EU. Denmark: Country Health Profile 2019.* Verfügbar unter https://www.oecd-ilibrary.org/docserver/5eede1c6-en.pdf?expires=1692526777&id=id&accname=guest&checksum=1942C4484852C2ACD186248E30A9B88B [20.08.2023].

Sprecher, F. (2020). Daten schützen - Daten nutzen. Der heikle Umgang mit Gesundheitsdaten. Digitale Selbstbestimmung als Basis für die Nutzung von Gesundheitsdaten. *im dialog* (1), 8–9. Verfügbar unter https://dialog.css.ch/wp-content/uploads/2020/02/CSS_imdialog_0120_D.pdf [17.06.2024].

Sundhed.dk (Hrsg.) (2019). *Mere sammenhæng med sundhed.dk. Sundhed.dk´s Strategi 2019-2022.* Verfügbar unter https://www.sundhed.dk/content/cms/56/119756_sundheddks-strategi-2019-2022.pdf [27.06.2024].

Sundhed.dk (Hrsg.) (2023). *Sundhedskortet.* Verfügbar unter https://www.sundhed.dk/borger/patientrettigheder/sygesikring-og-laegevalg/det-gule-sund-hedskort/ [17.06.2024].

Sundhedsdatastyrelsen (Hrsg.) (2022). *Strategi for digital sundhed 2018-2024.* Verfügbar unter https://sundhedsdatastyrelsen.dk/da/strategier-og-projekter/strategi-for-digital-sundhed [01.01.2024].

Thiel, R., Deimel, L. & Hentges, M. (2022). *Impulse für eine Digitalisierungsstrategie in Deutschland.* https://doi.org/10.11586/2022143

Thiel, R., Deimel, L., Schmidtmann, D., Piesche, K., Hüsing, Tobias, Rennoch, Jonas, Stroetmann, V. & Stroetmann, K. (2018). *#SmartHealthSystems. Digitalisierung im internationalen Vergleich* (Bertelsmann Stiftung, Hrsg.).

TNS Opinion § Social (2015). *Special Eurobarometer 431. Data protection* (European Commission, Hrsg.).

Uffelmann, J. (2020). Daten schützen - Daten nutzen. Der heikle Umgang mit Gesundheitsdaten. Vertrauenskultur: Rückgrat des dänischen E-Health-Portals. *im dialog* (1), 4–6. Verfügbar unter https://dialog.css.ch/wp-content/uploads/2020/02/CSS_imdialog_0120_D.pdf [17.06.2024].

United Nations Department of Economic and Social Affairs (UN DESA) (Hrsg.) (2022a). *Dänemark: Altersstruktur der Bevölkerung von 1950 bis 2022 und Prognosen bis 2050.* Verfügbar unter https://de.statista.com/statistik/daten/studie/260255/umfrage/altersstruktur-in-daenemark/ [04.07.2024].

United Nations Department of Economic and Social Affairs (UN DESA) (Hrsg.) (2022b). *Dänemark: Gesamtbevölkerung von 1950 bis 2022 und Prognosen bis 2050.* Verfügbar unter https://de.statista.com/statistik/daten/studie/19296/umfrage/gesamtbevoelkerung-von-daenemark/ [30.06.2024].

World Health Organization (WHO) (Hrsg.) (2023). *Nutzung von Gesundheitsdaten der Bevölkerung zur Verbesserung der Überlebensraten bei Krebserkrankungen in Dänemark.* Verfügbar unter https://www.who.int/europe/de/home/03-02-2023-harnessing-population-health-data-to-improve-cancer-survival-in-denmark [04.07.2024].

Anlage 1: Organisation des öffentlichen Sektors in Dänemark

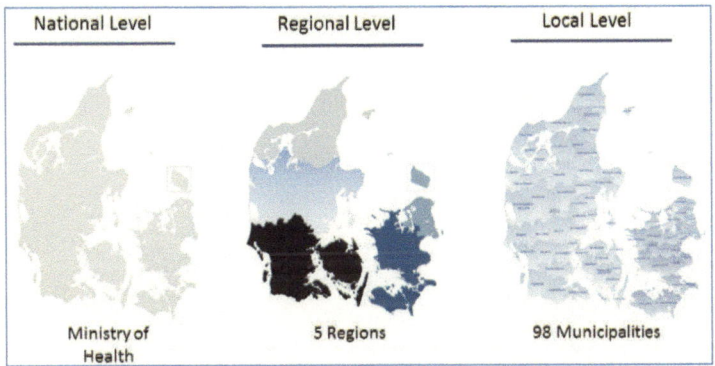

Anlage 1: Organisation des öffentlichen Sektors in Dänemark (Ministry of Health, 2017, S. 5)

Anlage 2: Datenaustausch bei sundhed.dk

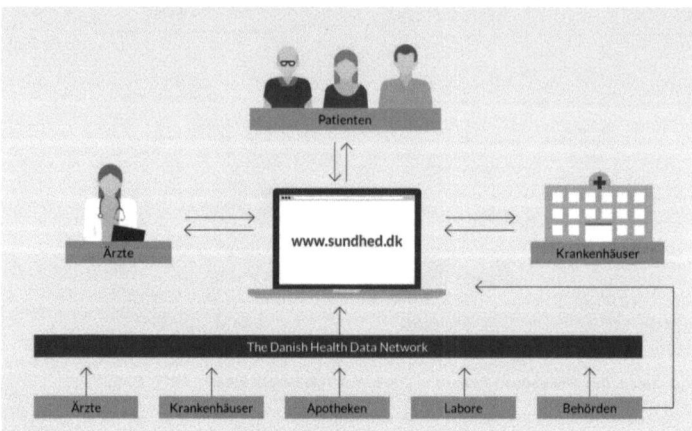

Anlage 2: Datenaustausch bei sundhed.dk (Kostera & Briseño, 2018, o. S.)

BEI GRIN MACHT SICH IHR WISSEN BEZAHLT

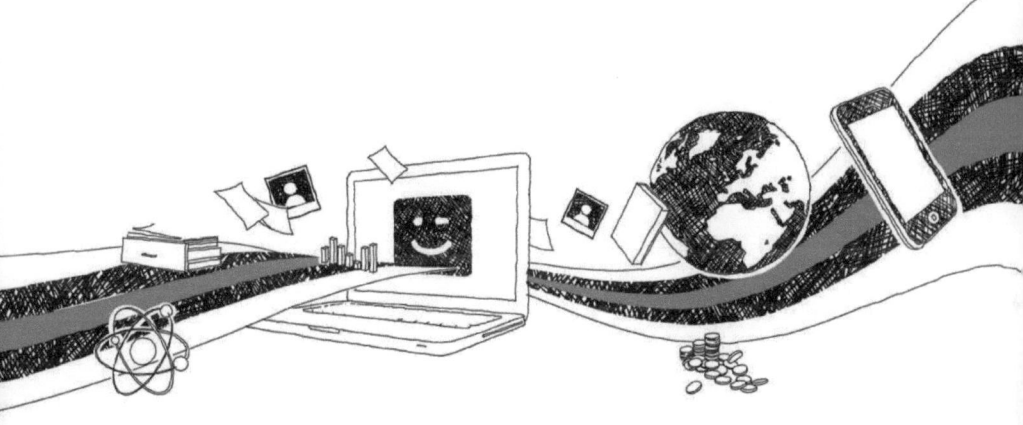

- Wir veröffentlichen Ihre Hausarbeit,
  Bachelor- und Masterarbeit

- Ihr eigenes eBook und Buch -
  weltweit in allen wichtigen Shops

- Verdienen Sie an jedem Verkauf

Jetzt bei www.GRIN.com hochladen und kostenlos publizieren

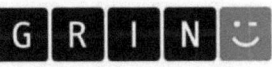